AF296091

DISPENSAIRE

Philanthropique

Consacré au TRAITEMENT SPÉCIAL des MALADIES des

VOIES URINAIRES

ET DES

ORGANES DE LA GÉNÉRATION

FONDÉ PAR

M. DEVERGIE AINÉ

Chevalier de la Légion d'Honneur,
Docteur des Facultés de Paris et de Gœttingue, Chirurgien honoraire des Hôpitaux
Militaires de Paris, Professeur d'Anatomie et de chirurgie, ancien Démon-
strateur de l'hôpital du Val-de-Grâce, Membre des Sociétés
médicales d'émulation, de l'Athénée des Arts, des
Sciences physiques, Membre correspondant
des Sociétés de Médecine de Bor-
deaux, Dijon, Gand, Lyon,
Metz, Macon, Nantes,
Toulouse,
etc.

COMPTE-RENDU

PAR M. GOEURY-DUVIVIER,

Ex-chirurgien major au 2e corps d'armée polonaise,
Médecin du Bureau de Bienfaisance du septième arrondissement,
Officier de l'ordre du Mérite militaire de Pologne,
Médecin sédentaire du DISPENSAIRE.

PARIS

CHEZ GERMER-BAILLIÈRE, LIBRAIRE,

Rue de l'École de Médecine, 11

Au DISPENSAIRE, Cour des Fontaines, 7

Près le Palais-Royal.

1838.

COMPTE-RENDU

DU

DISPENSAIRE PHILANTHROPIQUE

PAR

M. GOÉURY-DUVIVIER.

PARIS. — IMPRIMERIE DE DUCESSOIS,
quai des Augustins, 55.

COMPTE-RENDU

DU

DISPENSAIRE PHILANTHROPIQUE

DES MALADIES

DES VOIES URINAIRES

et des

ORGANES DE LA GÉNÉRATION

Du 1ᵉʳ septembre 1837 au 1ᵉʳ mars 1838
(six mois).

Ce Dispensaire, fondé par M. DEVERGIE aîné (1), manquait parmi les nombreux secours que la philanthropie

---

(1) M. Devergie, que des motifs de santé ont forcé de prendre prématurément sa retraite du service des hôpitaux militaires de Paris , où pendant longtemps il a professé l'anatomie et la médecine opératoire, a formé ce Dispensaire pour les deux motifs suivants : le premier, dans le but de continuer ses recherches sur la cure du catarrhe chronique de la vessie, l'incontinence d'urine et la maladie syphilitique ; le deuxième, d'être utile aux nombreux indigents atteints de maladies des voies urinaires, et qui, en ville, sont privés du secours de cette spécialité.

éclairée offre chaque jour à la classe pauvre et indigente de la capitale. Indépendamment de plusieurs établissements connus sous la même dénomination, dans lesquels les malades reçoivent gratuitement les conseils des médecins et les médicaments nécessaires à leur traitement, plusieurs médecins ont établi à leurs frais des dispensaires consacrés au traitement spécial de diverses maladies : parmi ces fondations d'heureuse création, se font remarquer les établissements de *MM. Sichel, Carron du Villars, Isidore Bourjot Saint-Hilaire*, consacrés au traitement des maladies des yeux, et qui chaque jour rendent des services importants aux nombreux malades qui les fréquentent.

Le Dispensaire des maladies des voies urinaires, compte à peine six mois d'existence, et déjà il a été visité par beaucoup de malades de la classe ouvrière, qui, ne pouvant abandonner leur famille pour chercher dans les hôpitaux le remède à leurs maux, viennent y recevoir chaque jour les secours que leur position réclame. En effet, il existe dans la capitale et ses environs, un grand nombre de gens atteints de maladies des voies urinaires. Les uns ont déjà fréquenté les hôpitaux, où ils n'ont pu attendre patiemment le temps nécessaire pour obtenir une cure radicale, pressés par le besoin impérieux de subvenir aux nécessités d'une famille pauvre dont ils sont l'unique soutien; les autres, ou éprouvant une répugnance invincible à se rendre dans ces asiles ouverts aux malheureux, ou ne pouvant abandonner leurs enfants aux horreurs de la misère, préfèrent supporter leurs maux et mourir lentement.

Il n'existe à Paris qu'un certain nombre de médecins

livrés spécialement au traitement des maladies des voies urinaires; trop occupés des soins d'une nombreuse clientelle, ils n'ont point songé, ou n'ont pu éxécuter le projet de former un point central où les malheureux puissent venir réclamer le fruit de leur expérience.

Ce nouveau Dispensaire est donc pour la classe ouvrière un ancre de salut, et déjà plusieurs malades atteints d'affeclions graves y ont recouvré la santé.

Une invitation a été faite aux médecins de la capitale, aux administrateurs des hôpitaux et des secours à domicile, pour y adresser leurs indigents atteints de maladies des organcs de la génération. Déjà plusieurs médecins ont répondu à cette invitation et ont adressé au Dispensaire, des malades qui ne voulaient point entrer aux hôpitaux pour y recevoir les soins de chirurgiens justement réputés.

Quelques confrères sont venus visiter cet établissement philanthropique et ont été témoins *de la nature des soins* donnés aux malades.

RÉSULTAT *obtenu pendant les* 6 *premiers mois*; il est remarquable par la multiplicité des cas qui se sont offerts à l'observation :

Sur   119 malades qui se sont présentés au Dispensaire,
    27 n'ont offert que des affections légères, et
    7 atteints de catarrhe de la vessie, effrayés du cathétérisme déjà pratiqué par des mains peu exercées, n'ont point reparu,

85 seulement ont été soumis à l'observation, savoir :

Maladies des voies urinaires 41
Maladies diverses des organes de la génération 29
Syphilis 15

Section première.

Les maladies des voix urinaires ont consisté en

18 rétrécissements du canal, 7 simples et 6 compliqués d'indurations, de catarrhes de la vessie, de rétention et d'incontinence nocturne des urines.

16 catarrhes de la vessie, soit simples ou compliqués de rétention et d'incontinence d'urine, de prostatite, de gravelle et d'hydrocèle.

4 rétentions d'urine avec prostatite chronique ou incontinence nocturne.

3 incontinences nocturnes, dont une chez un jeune homme de quinze ans.

1 fistule urinaire périnéale.

Section deuxième.

Les maladies des organes de la génération étaient

Chez l'homme.   *Chez la femme.*

8 Pertes séminales.   3 Ulcérations du col.

7 Impuissances.   3 Cancers de l'utérus.
2 Hydrocèles.   3 Leucorrhées chroniques.
1 Tumeur du cordon. 1 Polype urétral.
                     1 Hystérie.

Section troisième.

3 Urétrites.   2 Condylômes à l'anus.
3 Orchites.   1 Ulcération du pharynx.
2 Chancres.   1 Périostose.
2 Ch. phagédéniques. 1 Pustules au scrotum.

SECTION PREMIÈRE.

Traitement des Rétrécissements.

ANCIENNETÉ.

1 datait de 18 ans, compliqué de catarrhe et d'incontinence.

4 existaient depuis 10 à 12 ans, avec catarrhe de vessie, les autres comptaient 4, 5 et 6 années (1).

---

(1) Ces rétrécissements existaient, 1 à 2 pouces avec induration du tissu sous-muqueux; 2 à 4 pouces; 15 de 5 à 6 pouces dont 8 avec induration du canal.

*

Tous avaient déjà été traités, soit aux hôpitaux, soit en ville, par la cautérisation, par la dilatation, par les sondes à demeure, la scarification du canal et autres moyens. Ces récidives à des époques plus ou moins éloignés, attestent, *malgré l'assertion de certains praticiens* (1), que les coarctations du canal de l'urètre se renouvellent fréquemment et confirment l'opinion émise par M. Mayor de Lausanne, et partagée par beaucoup de praticiens, qu'il faut de temps à autre, passer une sonde dans le canal pour prévenir le retour des rétrécissements. Ce précepte est d'ailleurs le résultat d'une loi de physiologie pathologique; qu'un organe qui a déjà été atteint de maladie, est d'autant plus sujet à éprouver des récidives, qu'il a été, soit plus longtemps, soit plus souvent malade et en l'exposant aux causes déterminantes.

M. Devergie, par suite d'une longue expérience acquise dans le traitement de ces maladies, soit aux hôpitaux militaires de l'armée, soit au Val-de-Grâce et au Gros-Caillou, où il fût longtemps chargé de service, emploie peu la cautérisation ; il préfère la dilatation *successive et instantanée* pendant quelques minutes seulement et pratiquée tous les deux ou trois jours, suivant la susceptibilité du canal, afin d'éviter les inflammations partielles du canal, les orchites et les écoulements qui surviennent assez fréquemment chez certains individus trop irritables, quand les introductions des sondes sont trop rapprochées.

C'est surtout depuis le voyage à Paris où M. Mayor

---

(1) Gazette Médicale (1836), mémoire de M. Boinet.

vint remporter un prix Monthyon (1835), que M. Devergie a presque abandonné la cautérisation. Ses relations avec ce célèbre chirurgien, lui firent adopter la méthode du cathétérisme forcé et l'emploi des sondes en étain *si utiles, si commodes, si faciles à introduire et si peu dispendieuses* (1).

Toutefois M. Devergie, en préconisant les principes de M. Mayor de Lausanne, n'a pas renoncé totalement à l'emploi des autres moyens les plus convenables pour le traitement des rétrécissements, et les varie suivant les circonstances, tous les malades et tous les canaux de l'urètre ne se prêtant pas facilement au cathétérisme forcé et n'étant pas toujours dans les conditions favorables pour son application.

Voici comme M. Devergie procède :

Le lieu et la forme de rétrécissement étant reconnu par une sonde exploratrice, il s'assure par une bougie en cire ou en caoutchouc s'il y a un resserrement spasmodique ; alors il a recours aux bougies coniques avant d'employer les cathétèrs métalliques ou les sondes en argent. Chaque fois qu'il ne rencontre pas de contractions spasmodiques, il aborde de suite les sondes Mayor et obtient assez promptement les mêmes résultats que le chirurgien de Lausanne, c'est-à-dire qu'en peu de temps il fait admettre successivement dans le canal le numéro le plus gros *pro-*

---

(1) Le prix peu élevé de ces sondes, fait qu'on en distribue gratis aux indigents, et la facilité d'introduction permet aux malades de s'en servir eux-mêmes.

portionné à la largeur naturelle de l'urètre, volume variant des n. 1 au n. 5 de son urétromètre (1).

Quand le rétrécissement est tellement étroit qu'il ne peut y faire entrer une bougie conique, et que les essais de sondes métalliques n'ont point eu de succès, il se décide à cautériser, et ne récidive cette opération qu'après avoir tenté de nouveau l'introduction des cathéters, en laissant toutefois 4 à 5 jours d'intervalle. Il gagne à chaque fois du terrain, et il est rare qu'il ne parvienne à franchir l'obstacle après trois cautérisations au plus.

L'observation répétée a démontré à M. Devergie, qu'il n'était pas indifférent d'introduire dans l'urètre telle ou substance.

Il a trouvé des canaux de l'urètre réfractaires aux sondes de caoutchouc qui admettaient facilement celles en étain; d'autres qui se refusaient à celle d'argent et laissaient passer celles en cire ou en étain.

En général, les bougies en cire et les sondes en étain passent plus facilement que toutes les autres. La raison en est simple; c'est que l'œil de la sonde en étain est à bords mousses et arrondis, ce qu'on ne peut jamais obtenir sur une sonde d'argent et difficilement sur une sonde en gomme élastique.

Sur 18 rétrécissements deux seulement ont exigé la cautérisation pratiquée deux fois chez un malade, et trois fois sur l'autre, dont la maladie, ci-dessous relatée, datait

----

(1) Voir Gazette médicale (1836), Mémoire sur les avantages du cathétérisme forcé de M. Mayor de Lausanne, par M. Devergie aîné.

de 18 années. Un seul malade, chez lequel il était survenu une orchite, après un abcès au périnée, et que la présence des sondes faisait souffrir dans un point du canal, a été guéri par l'emploi des bougies en cire. Tous les autres ont été traités par les cathéters Mayor.

Observation première.

Trois rétrécissements indurés de l'urètre, datant de 18 ans ; spasmes, catarrhe de vessie, incontinence nocturne d'urine.

Le nommé G... âgé de 56 ans, petit, maigre et d'un aspect piteux, se présenta au Dispensaire en octobre dernier, venant de Saint-Germain-en-Laye, urinant goutte à goutte, quelquefois à petits jets avec de vives douleurs, ne vidant jamais sa vessie et tourmenté par une fréquence d'envie d'uriner se répétant chaque demi-heure. Le jour et la nuit surtout, il y a écoulement involontaire goutte à goutte. Ses urines déposent un sédiment muqueux, abondant, adhérant au vase; il accuse une gêne dans l'émission des urines, datant de 18 années; il déclare avoir été traité à plusieurs intervalles, de rétention d'urine, d'engorgement dans le trajet du canal, par les sondes, les bougies, les bains, sangsues, etc.; on reconnaît un rétrécissement à 4 pouces qu'on ne peut franchir, et dans lequel une petite bougie conique entre avec peine et y reste serrée avec force : cautérisation ; au huitième jour, nouvelles tentatives inutiles, la bougie pénètre 6 lignes plus loin. Deuxième cautérisation avec un porte-caustique du plus petit diamètre; le malade revient huit jours après, on pénètre à 5 pouces avec une sonde métallique du plus petit calibre et à 6 avec la bougie conique toujours fortement serrée dans le canal. Après la troisième application du caustique, on pénétra à 5 pouces 1/2 avec la sonde et à 7 avec la bougie. Enfin après plusieurs tentatives faites avec patience, on parvient chaque fois plus avant, puis à la vessie avec la petite sonde en argent à travers un canal rugueux et on évacua un litre d'urine de la vessie qu'on sentait depuis longtemps distendue au-dessus du pubis. L'urine est bourbeuse et ammoniacale ; on employa simultanément la pommade bella-donisée, les frictions au périnée avec l'hydriodate de potasse, le bi-carbonate de soude, quelques purgatifs, etc. A dater de ce moment, chaque 6 ou 8 jours on pénètre dans la vessie avec une sonde d'un calibre peu à peu plus volumineux et on fait des in-jections dans le viscère. Les douleurs en urinant cessent et il n'y a plus d'incontinence; la fréquence diminue peu à peu, les nuits sont bonnes et le catarrhe diminue également d'intensité ; les urines ne sont plus ammoniacales. Au 18 mars, le canal ad-met la sonde Mayor n. 1, le malade est en voie de guérison, ne vient de Saint-Germain que chaque 8 jours, et sans ce long in-tervalle entre chaque application des sondes il serait déjà rétabli. Ce malade a retrouvé le sommeil, l'appétit, la force et la gaîté, et sa physionomie actuelle contraste avec celle qu'il présentait au début de son traitement.

TRAITEMENT

du Catarrhe Chronique de la vessie.

Le catarrhe chronique de la vessie a, dans tous les temps, été regardé comme incurable; et, malgré les progrès de l'art de guérir, il est encore classé parmi les maladies contre lesquelles la médecine a peu de ressources. Cette opinion , à peu d'exception près, est générale parmi les médecins. Dans un mémoire publié en 1836, M. Devergie, d'après les observations de M. le Docteur Souchier de Romans, et surtout, celles qu'il a recueillies à l'hôpital militaire du Gros-Caillou, a prouvé que cette maladie, datant même de plusieurs années, cède plus ou moins promptement à *une méthode de traitement qu'il a régularisée et insérée* dans le même mémoire. Elle consiste à appliquer le remède sur le mal , et à traiter l'inflammation catarrhale chronique par les injections, d'abord émollientes , puis narcotiques, ensuite détersives ou balsamiques suivant les circonstances (1).

Cette méthode est employée au dispensaire avec le plus heureux succès , et malgré l'ancienneté de la maladie , quand il n'y a pas désorganisation , elle réussit presque constamment; en effet, seize malades atteints de catarrhes chroniques datant de deux à dix et deuze années , y ont été traités : six étaient simples et dix compliqués de prostatites , de pissement de sang , de rétention ou d'incontinence d'urine ; les uns , moins anciens , ont été guéris dans l'espace de six semaines à deux et trois mois par les injections émollientes et narcotiques, répétées chaque jour ou tous les deux jours, et laissées dans la vessie. Les autres sont encore en traitement et en voie de guérison. *Les injections émollientes et narcotiques*

____

(1) Dans un nouveau mémoire, M. Devergie se propose de développer ses idées sur les erreurs qui sont répandues sur l'histoire et le traitement du catarrhe chronique de la vessie.

ont seules été suffisantes (1) pour opérer les heureux changements obtenus, et, chez tous, un seul excepté, les accidents graves sont disparus en peu de temps, tels que les douleurs vives et l'extrême fréquence dans les envies d'uriner, qui troublent, altèrent la santé des malades; peu à peu le pissement de sang cesse, les mucosités épaisses, verdâtres, d'un aspect mucoso-purulent, diminuent; les douleurs contusives des membres, la faiblesse générale dispararaissent, le sommeil revient; les fonctions digestives reprennent de l'activité; un état de bien-être ramène l'espérance perdue, et à la tristesse, à la morosité, aux idées de destruction et à la mélancolie, succèdent le retour à une vie intellectuelle perdue ou presque abolie par les douleurs, les souffrances et l'insomnie. Ce résultat *si avantageux*, *obtenu par des moyens si simples*, prouve l'heureuse application que **M.** Devergie a faite des principes de la doctrine physiologique au traitement des maladies de la vessie, c'est-à-dire que dans le traitement des phlegmasies des membranes muqueuses, il faut toujours débuter par les moyens les plus simples, et ne recourir aux excitants généraux ou locaux qu'après s'être assuré de la nécessité de leur emploi, et après avoir bien calculé si leur usage n'entraînerait pas la suppression ou la métastase dangereuse de sécrétions devenues

---

(1) **M.** Devergie, dans tous ses écrits s'est toujours prononcé contre l'emploi du mot *spécifique* accordé si facilement aux médicaments. C'est avec d'autant plus de raison, que dans cette circonstances, le baume de copahu, annoncé comme spécifique du catarrhe chronique de la vessie, n'a pas été employé une fois dans la cure de plus de vingt catarrhes chroniques.

habituelles. Aussi M. Devergie, en praticien expérimenté et prudent, pense qu'il faut réserver, *pour dernières ressources*, les injections de nitrate d'argent et autres, que malheureusement on préconise trop actuellement dans les maladies de la vessie du vagin et de l'urètre. D'autant plus que quelques malades ont été victimes de cette médication mal employée, et que beaucoup d'autres ont éprouvé de graves accidents.

Dix des malades énoncés ci-dessus appartenaient à la classe ouvrière, les six autres à la classe bourgeoise.

Six hommes étaient âgés de 23 à 30 ans, six de 40 à 60 ans, deux de 65 à 70 ans, et deux femmes, une de 40 ans, malade depuis huit années, et une de 70 ans.

Chez la plupart de ces maladies, il existait une maladie de l'urètre, les cathéters Mayor du n° 1 au n° 4 et rarement au n° 5, ont été employés successivement, et, par ce moyen, les prostatites, les rétentions et incontinence d'urine ont disparu. Une seule incontinence, qui persiste chez un vieillard de 70 ans, sera traitée par les balsamiques après la cessation du froid rigoureux.

M. Devergie unit au traitement méthodique des injections l'emploi intérieur du bi-carbonate de soude, du nitrate de potasse, la thrydace, et quelquefois l'opium et le camphre par petites fractions (1). La belladone en injec-

---

(1) L'emploi constant du bi-carbonate de soude, uni au nitrate de potasse, modifie d'une manière remarquable l'état morbide des reins et confirme les observations publiées par MM. Petit de Vichy et Chevalier, sur l'action dissolvante des eaux de Vichy dans le cas de calculs, de gravelle, etc. Nous l'observons chaque jour.

tion est par lui le médicament préconisé dans le traitement des maladies de vessie.

Je ne citerai ici que deux observations de catarrhe chronique de vessie remarquables par leur complication et
leur ancienneté.

Observation première.

**70 ans , catarrhe chronique de la vessie , pissement de sang ,
incontinence d'urine pendant la nuit , extrème fréquence des
urines, insomnie, amaigrissement, faiblesse générale.**

M. R.. ancien instituteur, était depuis trois ans, tourmenté de
difficultés et de fréquence dans l'excrétion des urines, de sédiment muqueux et augmentant peu à peu de quantité et de mauvaise qualité. Lorsqu'il se présenta au Dispensaire en octobre
1837, ses accidents étaient assez graves , pour ne plus avoir de
repos, ni le jour ni la nuit, urinant à chaque instant avec de vives
douleurs, quelque fois du sang et à petit jet; il ne vidait jamais
sa vessie. Ses urines troubles, bourbeuses, ammoniacales, dépo-
saient un sédiment épais, variant de couleur, de consistance, et
de quantité. Il y avait incontinence nocturne et les urines s'échap-
pant goutte à goutte forçaient à garder constamment un urinal.
Il n'en éprouvait pas moins de fréquentes envies d'uriner très-
douloureuses qui déterminaient une insomnie cruelle, il ne
pouvait le jour aller en voiture sans laisser échapper ses urines.
Ce malade extrêment sensible et irritable, était difficile à con-
vaincre et ne pouvait ajouter foi aux promesses d'amélioration
par le traitement par les sondes et les injections pour une maladie qu'on lui assurait incurable; cependant il laissa introduire

une sonde, quoique avec peine ; étonné de la quantité d'urine
retirée, il commença de suite son traitement qui consista en
injections, poudre diurétique, bains de siége, etc., il y eut amélioration sensible ; mais l'éloignement du malade (Vincennes),
l'empêchait de venir souvent au Dispensaire. Une vive inflammation des follicules muqueux de l'estomac et des intestins, le
rendit gravement malade et vint compliquer par la fièvre, la soif
vive et la diarrhée, sa maladie chronique. Après un mois de
souffrances nouvelles, l'amélioration reparut d'autant plus vive
que le malade, peu adroit, finit par apprendre à se sonder lui-
même, les mucosités sont disparues sous l'influence des injections, et l'incontinence nocturne , mais non plus douloureuse,
persiste encore et sera traitée par les injections excitantes.

Observation deuxième.

**42 ans , néphrite et cystite chroniques depuis huit années , gra-
viers abondants et sédiment muqueux, fréquence et incontinence d'urine, douleurs constantes, etc.**

Madame..... ouvrière bien constituée, éprouvait depuis huit
années des douleurs de reins et de vessie , qui, progressive-
ment avaient acquis de l'intensité au point de développer de
vives souffrances dans l'hypogastre, le ventre, les aines et les
cuisses. Cette affection diversement envisagée , mal jugée et
mal traitée par plusieurs médecins , fut combattue infructueu-
sement et acquit une telle gravité, que cette malheureuse souf-
frait nuit et jour pour rendre à chaque instant des urines in-
fectes, bourbeuses et remplies de graviers noirs et abondants.
La sensibilité était tellement exaspérée, qu'une petite sonde

causait une vive douleur et que la vessie ne pouvait contenir une once de liquide.

La rapidité du changement survenu sous l'influence des injections émollientes et narcotiques, et de la poudre diurétique unie aux pilules calmantes, fut étonnante; en deux mois la malade a repris de la gaîté, de la santé, les graviers sont disparus, les mucosités réduites à une petite quantité; la fréquence a cessé, les douleurs n'existent plus que de loin en loin et varient suivant la constitution atmosphérique, les nuits sont assez bonnes et tout fait espérer une guérison prochaine, après trois mois et demi de traitement par les adoucissants et les seules injections émollientes et narcotiques (1).

Quatre rétentions d'urine avec prostatite ont été combattues avec succès par l'emploi des sondes Mayor, quelques sangsues au périnée et des frictions avec la belladone, puis l'iode. Un des malades éprouvait une incontinence nocturne, tous les quatre ont appris en peu de temps le maniement du cathéter.

Traitement de l'Incontinence d'urine.

C'est encore une victoire obtenue sur cette infirmité dégoûtante que de la combattre et de la faire disparaître

---

(1) Cette malade avait été traitée par un médecin à Paris, après avoir lu le mémoire de M. Devergie, sur le traitement du catarrhe chronique par les injections; mais oubliant les principes qui y sont énoncés, il avait débuté par les injections de copahu et aggravé beaucoup la position de la malade.

par un traitement local. M. Devergie, par suite de ses recherches, et en appliquant à cette maladie le traitement
des injections balsamiques et autres excitants, quand les
premiers ne suffisent pas, parvient à la guérir facilement,
même sur des sujets où cette infirmité date de longues
années. Déjà, à l'hôpital du Gros-Caillou, ce praticien
recommandable avait guéri quelques militaires atteints de
cette maladie; en ville, il compte des succès sur des sujets d'âge différents, et, au Dispensaire, je l'ai vu allier
deux gros de teinture de cantharides à deux onces de baume
de copahu, dans un cas datant de seize à dix-sept ans,
pour réveiller la sensibilité de la vessie inerte, et obtenir
plein succès. Sur un sujet de quinze ans, la présence
de la sonde seule appliquée plusieurs fois a suffi pour obtenir la guérison.

M. Devergie rassemblant ses observations pour la pu-
blication d'un Mémoire sur le traitement de cette maladie,
je m'abstiens d'entrer dans de plus longs détails.

Fistules urinaires.

Un seul malade, ouvrier, s'est présenté avec une fistule
à la base de l'urètre avec une perte de substance de six
lignes de la paroi antérieure de ce canal. Elle exigera
l'opération pour l'autoplastie, et on attend le beau temps
pour la pratiquer.

SECTION DEUXIÈME.

MALADIES DIVERSES
des Organes de la Génération.

Elles ont consisté en huit *pertes séminales nocturnes*, sept *impuissances*, deux *hydrocèles*, une *tumeur enkystée du cordon*, trois *cancers de l'utérus*, trois *ulcérations du col*, trois *leucorrhées chroniques*, une *hystérie* et un *polype de l'urètre chez une femme*.

Les pertes séminales nocturnes ont été combattues par les bains locaux froids, les affusions de même nature, les semences froides et l'usage du baume de copahu à l'intérieur et en injection dans l'urètre; une seule a été cautérisée par la méthode de M. Lallemand de Montpellier.

Sur les sept cas d'impuissance, quatre sont remarquables par des phénomènes particuliers et des défauts d'organisation.

Le premier est celui d'un jeune homme de 27 ans, lymphatique, mais bien constitué, n'ayant jamais eu d'érections ni d'éjaculations; il portait un estomac très-impressionnable, à la suite d'une gastro-entérite chronique ayant exigé une année d'un traitement sévère.

Devenu amoureux d'une jeune veuve qui recevait volontiers ses hommages, il ne put parvenir à se montrer homme, malgré les émotions vives qu'il éprouvait: il disait sentir les délices de l'amour dans le cœur et la tête; mais le feu sacré ne se communiquait pas plus bas. Des pastilles d'un chocolat anaphrodisiaque, prises deux heures avant ses rendez-vous, suffirent pour rendre la vie dans le membre viril; mais cette action vivifiante resta nulle sur les organes sécrétaux du sperme, car les érections se soutenaient fort longtemps sans que jamais il parvînt à répandre une goutte de liqueur séminale. La faculté érectile persiste maintenant sans aucun moyen secondaire, et le pauvre jeune homme dans ses relations amoureuses ne peut remplir que le rôle d'un eunuque sans éprouver d'autre jouissance.

La deuxième observation se rapporte à un jeune homme de 24 ans, bien développé et bien portant, chez lequel il existe une atrophie du testicule gauche, pendant que l'épidydime manque au testicule droit ; il y a des érections momentanées et peu soutenues, éjaculation de liqueur prostatique en petite quantité. Un chocolat anaphrodisiaque préparé avec le gingembre, la vanille, la cannelle, le gérofle, l'ambre gris, la teinture de cantharides, etc., secondé de frictions locales faites avec une liqueur spiritueuse, dans laquelle entre le quinquina, les cantharides, le benjoin, la lavande, le thym blanc, la cannelle, le gérofle, etc., a produit de bons effets sur la vitalité de la verge; mais est restée nulle sur des organes manquant de développement.

Le troisième cas est celui d'un homme de 45 ans, ayant abusé des plaisirs de l'amour et voyant chaque jour sa nullité dans l'acte du coït, prendre un accroissement effrayant et le réduire à un degré près de zéro. Chez celui-ci, le chocolat et la liqueur spiritueuse dans des proportions assez fortes, ont réussi à réveiller assez énergiquement les facultés viriles.

La quatrième observation, est celle d'un ouvrier serrurier, taillé en Hercule, qui, pendant assez longtemps avait eu chaque nuit des relations avec une femme, et remplissait parfaitement ses fonctions. Quand après avoir cessé cette intimité, il voulut renouer d'autres liaisons avec des femmes qui ne lui inspiraient que de l'indifférence, il se trouva dans l'inaptitude la plus complète; tandis que, loin des femmes, il était tourmenté par des érections fréquentes. Les moyens cités ci-dessus, n'eurent sur lui qu'une action peu marquée, malgré qu'il en portât la dose un peu haut avant le moment où il voulait en constater les effets. C'était sur le cerveau qu'il eût fallu pouvoir agir pour réveiller son imagination éteinte ou affaiblie: il est présumable que plus tard l'amour seul opérera sa cure puisqu'il possède ses facultés viriles.

Les deux hydrocèles ont été opérés par la ponction et l'injection, et guéris en peu de temps.
Trois dégénérescences cancéreuses du col de l'utérus avec pertes sanguines et écoulement purulent fétide, n'ont pu recevoir que des soins et des conseils inutiles. Trop avancées dans leur marche mortelle, elles se sont terminées d'une manière funeste. Il n'en est pas de même des trois ulcérations du col qui ont été guéries assez facilement, par des cautérisations avec le nitrate acide de

mercure, et les écoulements qui les accompagnaient ont été taris par les injections semi-émollientes et astringentes d'abord, puis avec une *edu phagédénique très-légère*, injectée dans le vagin. Ce moyen autrefois si usité et relégué actuellement dans les vieilleries pharmaceutiques, est cependant une excellente médication que M. Devergie emploie avec succès.

Trois leucorrhées chroniques ont été traitées par la cautérisation avec le nitrate d'argent à l'aide du spéculum. Cette méthode en apparence si simple, n'est pas exempte d'inconvénients assez graves pour les malades qui sont obligés de marcher après son application. Il est difficile d'éviter la cautérisation des parties environnant l'entrée du vagin, en retirant le crayon très-long de nitrate d'argent et malgré le tamponnement de l'ouverture du vagin, il se fait de suite un écoulement d'un fluide âcre et corrosif qui brûle les parties externes et cause de vives douleurs aux pauvres patientes qui ne se prêtent pas facilement à de nouvelles opérations de même nature. Cette méthode bonne en principe, *n'est praticable que dans un hôpital* et sur des femmes dont la pudeur s'alarme peu de ces manœuvres. Il en est de même du tamponnement du vagin nouvellement proposé, et qui doit être pratiqué chaque jour. On trouvera en ville peu de femmes qui se prêteront journellement à de pareilles opérations, malgré le désir ardent d'être débarrassées d'une maladie si désagréable.

Polype de la grosseur d'une noix ayant son siége à l'intérieur de la vessie et faisant saillie à travers l'urètre ; excision, guérison.

Mme B..., portière, âgée de 66 ans, éprouvait, depuis six ans, de vives douleurs en urinant, qui se propagèrent dans le ventre, la partie supérieure des cuisses, et gênaient singulièrement la progression. Elle fût inutilement visitée par plusieurs médecins, qui ne purent trouver la cause réelle de ses vives douleurs : un seul, M. Cullerier, reconnut l'existence d'une tumeur polypeuse faisant sallie à travers l'urètre et en conseilla l'excision.

Elle se présenta en septembre au Dispensaire. M. Devergie, à l'aide d'une pince et de petits ciseaux courbes à cataracte excisa tout ce qui put être saisi. Trois jours après la tumeur reparut aussi volumineuse et fut également excisée ; ce qui engagea à explorer la vessie avec un stylet et fit reconnaître qu'il existait encore une portion de la tumeur qui s'engageait de nouveau dans l'urètre, après l'extirpation de la portion apparente. Cette tumeur du volume d'une noix environ fut excisée sans douleur en quatre séances. Son pédicule fut cautérisé avec le nitrate d'argent fondu, et, pour pénétrer facilement dans la vessie, M. Devergie se servit d'un *speculum* de l'oreille pour dilater l'urètre. Rien depuis la fin d'octobre n'a reparu.

SECTION TROISIÈME.

Maladies Syphilitiques.

Trois orchites, suite d'urétrites, furent traitées et guéries; deux aiguës par des applications légères de sangsues, (4 chaque fois), alternant avec des purgatifs huileux, et des applications résolutives au déclin; la troisième, chronique, fût traitée par la méthode de M. Gama, c'est-à-dire, par les pilules de ciguë et de calomel, suivie de tant de succès aux hopitaux militaires de Strasbourg, Val-de-Grâce, etc.. augmentées de nombre chaque jour jusqu'à produire purgation ou gonflement de gencives; par cette mutation d'inflamation, l'épidydime se dégorge et guérit en un temps plus ou moins long, suivant l'ancienneté de la maladie. Ce traitement ne force pas les malades à garder le repos.

Deux ouvriers se sont présentés portant des chancres phagédéniques; chez l'un, ils existaient à l'extérieur du prépuce; chez l'autre, à l'intérieur d'un prépuce heureusement large et court. Traités par la méthode simple que M. Devergie a tracée dans sa clinique de la maladie syphilitique et qui est suivie au Val-de-Grâce depuis longtemps par M. Desruelles et dans d'autres hôpitaux français et étrangers, ils guérirent facilement *sans préparations mercurielles* en trente et quelques jours ; malgré un régime peu régulier et des soins aussi assidus que pouvaient leur donner deux ouvriers obligés de travailler pour vivre.

Deux malades porteurs de rhagades et condylômes à la marge de l'anus furent guéris rapidement par des soins de propreté et de légères cautérisations avec le nitrate d'argent ; quelques dépuratifs *non mercuriaux* furent administrés (1).

Une périostite du tibia droit consécutive à des chancres anciens fut traitée par les sudorifiques et le proto-ioduré de mercure *à la dose d'un seizième de grain par jour*, et guéri en deux mois de traitement malgré la mauvaise saison. Cette médication simple, si peu en rapport avec celle employée journellement par la plupart des praticiens, prouve qu'il faut réellement peu de médicaments pour guérir la syphilis consécutive (2).

---

(1) Pour le traitement des affections syphilitiques consécutives et des maladies de la peau, M. Devergie se sert avec un grand succès d'un *Sirop dépuratif amer*, qu'il a constamment employé aux armées, au Val-de-Grâce, au Gros-Caillou et en ville, et dont la base est le gayac, la bardane, la patience, la douce-amère, la sapouaire et la fumeterre : ce sirop est peu dispendieux.

(2) On trouve à l'appui de cette proposition dans la notice sur

Il en fut de même d'une inflammation ulcérée de la région amygdalo-pharyngienne qui céda facilement au même traitement auquel on ajouta l'hydriodate de potasse à petites doses.

Tel est le résultat obtenu dans le *Dispensaire des ma-*

---

le traitement simple et rationnel publiée par M. Devergie en 1836, le résultat suivant :

Sur 1380 vénériens traités au Val-de-Grâce
1910 id. traités au Gros-Caillou.

Total 3290 vénériens traités de 1831 à 1836, dans son service,
272 étaient atteints de symptômes consécutifs;
145 ont été traités par la tisane sudorifique et le sirop dépuratif avec addition.
14 par le sirop dépuratif avec addition de proto-iodure
10 par le proto-iodure et la liqueur wansviéten.
4 par les bains avec le deuto-chlorure de mercure.
99 par le régime diététique, l'opium, la belladone.

La même notice, contient également les mêmes avantages obtenus au Val-de-Grâce par M. Desruelles; sur 10,000 malades.

A la maison blanche, par M. Barthélemi de Saumur, sur 700 vénériens.

A Besançon, par M. Villars sur 740 malades.

A Rennes, par MM. Deruelles et Rapatel sur 2063 vénériens.

A Alger, par M. Flechutt sur 5000 hommes.

A Stasbourg, par MM. Richond et Kayser.

A Lille, par M. Dejardins. A Lyon, par M. Baumès.

Les mêmes résultats sont également obtenus depuis longtemps en Suède, en Danemarck, à Berlin, à Hambourg, à Wurtzbourg, à Stuttgard, à Munich, à Londres, à Édimbourg, à Philadelphie, en Italie, etc., etc.

ladies des voies urinaires et des organes de la génération; établissement de nouvelle création et qui déjà a rendu des services signalés à de nombreux malades. Ce début d'un nouvel asile ouvert aux malheureux, honore son fondateur, et promet à la philanthropie de ce médecin éclairé, la douce récompense que méritent son savoir et son zèle pour l'humanité.

OUVRAGES

PUBLIÉS PAR M. DEVERGIE AÎNÉ.

Des complications de la maladie vénérienne. Gœttingue, 1811.

De l'emploi des sudorifiques dans la syphilis. Paris, 1812.

Examen des critiques publiées depuis 1827, sur la nouvelle Doctrine syphilitique et le Traitement antiphlogistique; 1829.

Clinique de la maladie syphilitique, 2 vol. grand in-4°, avec un atlas colorié d'après nature, composé de 126 planches représentant les symptômes simples ou compliqués ou dégénérés de cette maladie, enrichi d'observations communiquées, par MM. Cullerier, oncle et neveu, Gama, Desruelles; Prix : 125 fr. 1833. Chez MAURICE, libraire-éditeur, rue de Sorbonne, n° 5 (1).

Pour faciliter l'acquisition de cet ouvrage, *unique dans son genre*, l'éditeur offre de le livrer aux médecins, moyennant le paiement dans le courant d'une année ou par réglements de mois en mois.

Recherches historiques et médicales sur l'origine, la nature et le traitement de la syphilis. Mémoire lu à l'Académie de médecine (octobre 1834) ; suivi d'un rapport à l'Académie de médecine ; par MM. Cullerier, chirurgien en chef de l'hôpital des Vénériens, etc., et Samson, chirurgien de l'Hôtel-Dieu.

Notice sur le traitement simple et rationnel des maladies vénériennes ; 1836.

Mémoire sur un nouveau traitement du catharre chronique de la vessie; 1836.

Mémoire sur les avantages du cathétérisme forcé (méthode Mayor), Gazette médicale, 1837.

(1) Cet ouvrage a été honoré des souscriptions de S. A. R. le Duc d'Orléans, des Ministres de la maison du Roi, de la guerre et de la marine, pour les hôpitaux d'instruction ; de plusieurs Académies étrangères, du vice-roi d'Egypte pour les écoles d'instruction du Caire, etc., etc.

Imprimerie de Ducessois, quai des Augustins, 55.